MÉMOIRE

SUR

LES CALCULS VÉSICAUX,

ET

SUR L'OPÉRATION DE LA TAILLE,

DANS LE CHEVAL.

PAR J. GIRARD,

Directeur de l'École royale Vétérinaire d'Alfort, ancien Professeur à la même École, Membre titulaire de l'Académie royale de Médecine, de la Société royale et centrale d'Agriculture.

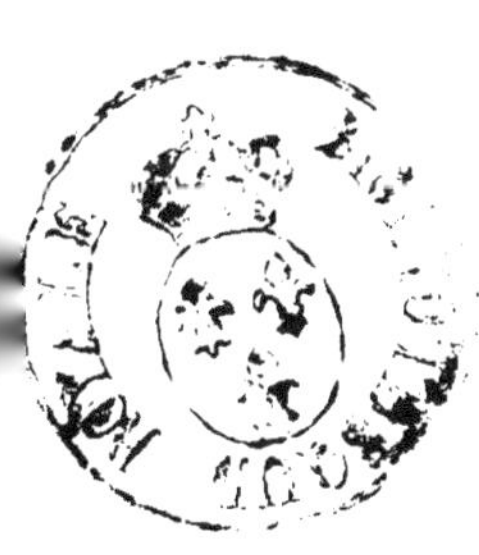

A PARIS,

CHEZ GABON ET COMPAGNIE, LIBRAIRES,

RUE DE L'ÉCOLE-DE-MÉDECINE;

ET A MONTPELLIER, CHEZ LES MÊMES LIBRAIRES.

1823.

IMPRIMERIE DE GUEFFIER, RUE GUÉNÉGAUD, N° 31.

MÉMOIRE

SUR

LES CALCULS VÉSICAUX,

ET

SUR L'OPÉRATION DE LA TAILLE,

DANS LE CHEVAL.

Depuis longtemps nous nous occupions à rassembler des matériaux pour composer le Mémoire que nous publions aujourd'hui, et qui fera suite à notre dissertation sur les calculs intestinaux. Nous avons été déterminé à hâter cette publication, par un rapport dont M. le Conseiller-d'État directeur de l'administration générale des haras, de l'agriculture et du commerce, a bien voulu nous donner communication, et qui contient le récit d'une opération de lithotomie, pratiquée sur un étalon du dépôt royal d'Auxerre. Avant de présenter nos réflexions particulières sur ce fait, d'autant plus intéressant qu'il est fort rare, nous donnerons un extrait succinct du procès-verbal dressé de l'opération dont il s'agit.

L'étalon le *Thébain*, qui a fourni le sujet de l'observation, donna les premiers signes de l'existence d'un calcul vésical, dans le mois de juillet 1822, peu de jours après sa rentrée de la station où il avait été placé pour la monte. La difficulté d'uriner, les douleurs aiguës qui se manifestaient a chaque excrétion, la présence du sang dans l'urine, toujours évacuée en petite quantité, furent les symptômes pathognomoniques qui se firent remarquer, et qui, allant toujours en augmentant d'intensité, déterminèrent *M. Ségala*, vétérinaire de l'établissement, à fouiller l'animal et à explorer avec soin l'état de sa vessie. Dès la première manœuvre, il reconnut que la poche urinaire renfermait un corps dur, ovoïde, enfin un véritable calcul.

La cause des accidens étant bien connue, il s'agissait d'aviser aux moyens de la détruire. On conçut d'abord l'idée de tenter la dissolution du corps étranger, que le vétérinaire présumait être *du sulfate de chaux* (1), et l'on eut recours pour cet effet à l'eau tiède légèrement vinaigrée, que l'on tenta d'injecter par l'urèthre; mais l'animal, vigoureux et souffrant, fit des efforts et des mouvemens tellement violens pour se soustraire à ces injections, que l'on reconnut l'impossibilité de les exécuter convenablement, à moins d'abattre chaque fois l'étalon, ce qui offrait plusieurs inconvéniens. On se trouva donc forcé de renoncer à ces essais, qu'il eût été si intéressant de pouvoir continuer.

L'espoir de dissoudre le calcul étant évanoui, il ne restait plus que la tentative de la lithotomie, pour débarrasser l'animal du corps étranger qu'il portait. M. Ségala en fit la proposition à M. le chef du dépôt et prit conseil de deux vétérinaires, MM. Belhomme et Lalement, qui furent aussi d'avis de pratiquer l'opération.

---

(1) Le sulfate de chaux, insoluble dans les acides, n'a encore été rencontré dans aucune espèce de calcul.

Tout étant convenu et disposé, M. Ségala, aidé par ses deux collègues, procéda, le 2 février dernier, à l'opération, et retira de la vessie de l'étalon un calcul allongé, de la grosseur d'un œuf d'oie et du poids de cinquante-six grammes (sept onces six gros). L'opération fut pratiquée, l'animal étant debout et fixé dans un travail ; on commença par gonfler l'urèthre par des injections d'eau tiède ; l'on fit ensuite une incision dans la direction de la ligne médiane sur le contour, que décrit le canal contre l'arcade iskiale ; à la faveur de cette ouverture l'on introduisit une sonde boutonnée et cannelée, que l'on poussa jusque dans la vessie ; en faisant ensuite glisser l'instrument tranchant dans la cannelure de la sonde, l'on parvint à inciser le col de la poche urinaire, ainsi que la portion pelvienne de l'urèthre. Comme l'on fut obligé de s'y prendre à plusieurs fois pour agrandir suffisamment le passage, on coupa l'artère bulbeuse, qui fut immédiatement saisie et liée (1).

L'opération terminée, l'étalon fut détaché et ramené à sa place, où il reçut tous les secours que pouvait exiger son état. La plaie, abandonnée à elle-même, offrit d'abord une issue libre à l'urine, qui s'écoula par cette voie. Depuis lors ce liquide a continué de passer par cette issue, sans reprendre son cours ordinaire, car il ne sort plus que quelques gouttes de liqueur par l'extrémité

---

(1) M. Ségala ne fait pas mention s'il fit usage du lithotome caché, qui fut expédié de Paris pour servir à l'opération.

de la verge. On a cherché par divers moyens à s'opposer à l'établissement d'une fistule et à obtenir la cicatrisation d'une ouverture artificielle, d'autant plus fâcheuse qu'elle mettra indubitablement l'étalon dans l'impossibilité de rendre de nouveaux services pour la monte. Des points de suture ont été inutilement employés dans la vue de maintenir les bords de la plaie rapprochés et de les déterminer à se réunir ; l'engorgement survenu a nécessité l'enlèvement de ces moyens synthétiques, et l'animal continue à uriner par l'ouverture fistuleuse, que l'on ne parviendra probablement pas à guérir.

L'opération dont nous parlons, est peu usitée dans la chirurgie vétérinaire, parce que la formation et le développement des calculs vésicaux sont extrêmement rares dans l'espèce monodactyle, et parce que les animaux atteints de la pierre périssent le plus souvent sans qu'on ait reconnu ou seulement présumé la cause de leur maladie et de leur mort.

M. Ségala s'est trompé, en disant dans son rapport que, depuis l'opération rapportée par Lafosse et exécutée à Châlons en 1774, par M. Déal, chirurgien, il n'a été pratiqué aucune autre cystotomie, pour extraire des calculs formés dans la vessie du cheval. Dans un Mémoire sur les calculs urinaires, publié par *Fromage-de-Feugré*, et inséré dans le tome second de sa *Correspondance sur la conservation et l'amélioration des animaux domestiques*, Paris, 1810 (1), on lit que M. *Bouley*

(1) Ce Mémoire, que l'on peut consulter avec fruit, renferme des considérations sur les calculs de tous

aîné, actuellement vétérinaire à Paris, étant à Postdam en 1808, fit avec succès l'opération de la taille sur un cheval, et se servit, à défaut de tenettes, de deux spatules préalablement arrangées, pour saisir le calcul et l'extraire; qu'en 1794, M. *Poincelot* retira six pierres, grosses comme des haricots, de la vessie d'un cheval de six ans; que *Texier* père, établi à Saint-Mexens, opéra quatre baudets qui guérirent parfaitement; que *Giraud*, exerçant l'art vétérinaire à Marseille, fit l'extraction d'un calcul vésical, pesant sept hectogrammes (une livre et demie); qu'enfin *M. Gay*, à Dourlens, pratiqua avec succès la lithotomie sur un âne. A ces différens faits, nous ajouterons qu'en 1809, le professeur Verrier eut occasion de faire la même opération sur un cheval mis en traitement dans les écuries de l'école d'Alfort, et chez lequel on avait reconnu l'existence d'un gros calcul vésical. La cystotomie, exécutée avec le lithotome caché, qui est décrit dans l'article précité de Fromage, eut des suites fâcheuses et devint la cause de la mort de l'animal. Les parties latérales de la vessie ayant été incisées, l'urine s'épancha dans le bassin, donna lieu à des fistules et à diverses tumeurs.

Pendant le cours de leurs études dans les écoles vétérinaires, les élèves sont instruits et exercés au manuel de la lithotomie, aussi bien

---

les animaux domestiques. Le plan d'après lequel il est rédigé, nous a déterminé à ne rapporter dans notre dissertation que les observations propres à compléter ce premier travail.

qu'aux opérations les plus ordinaires. Les démonstrations théoriques et pratiques, ainsi que les sujets mis à leur disposition, leur fournissent tous les moyens d'acquérir assez d'habitude et de dextérité dans cette opération, pour ne pas se trouver embarrassés, si, dans le courant de leur pratique, ils ont occasion de faire l'extraction de la pierre par la cystotomie.

Chez les monodactyles, la taille peut se pratiquer de deux manières, ou par le rectum ou par l'urèthre. Le premier procédé consiste à pénétrer dans la vessie au moyen d'une incision longitudinale, qui traverse les parois du rectum et de la poche urinaire, et pour laquelle l'on se sert d'un bistouri droit. Cette méthode, d'une exécution facile, mais dont les suites offrent de grands dangers, ne peut être conseillée que pour l'extraction des calculs qui, en raison de leur volume, ne pourraient être retirés par le col de la vessie.

La lithotomie par l'urèthre, quoique d'une exécution plus longue et plus difficile, présente beaucoup moins d'inconvéniens et mérite d'être préférée, à moins que la grosseur du corps étranger ne soit trop considérable. Ce second procédé s'exécute avec un bistouri droit et à lame longue, avec une sonde cannelée, et des tenettes courbes sur le côté des cuillers. Il est préférable d'opérer en laissant l'animal debout et après l'avoir fixé d'une manière convenable.

L'urèthre étant suffisamment gonflé par de l'eau tiède (1), et la queue du cheval étant

(1) Le procédé que nous décrivons ne nécessite pas absolument le gonflement de l'urèthre. L'opération peut

maintenue pliée sur le côté droit de la croupe, l'opérateur s'arme du bistouri, avec lequel il fait une incision de haut en bas, de la longueur d'un pouce et demi à deux pouces, sur l'un des côtés du contour du canal urinaire, contre l'arcade iskiale. Il plonge ensuite la pointe de l'instrument dans le conduit dilaté par l'eau et y fait une petite ouverture à la faveur de laquelle il introduit la sonde, qu'il pousse immédiatement jusque dans la vessie. Faisant après glisser le dos de l'instrument tranchant dans la cannelure, il divise la portion pelvienne de l'urèthre et exécute en deux temps la section du col de la vessie; d'abord en poussant le bistouri d'arrière en avant, puis en le retirant au-dehors et en arrière.

Après avoir frayé un passage, jugé assez grand pour la sortie du corps étranger, l'opérateur prend des tenettes, les introduit dans la vessie et charge la pierre suivant son petit axe, ce dont il s'assure avec la main enfoncée dans le rectum. La pierre bien saisie, il la mène doucement au dehors, en faisant de légers mouvemens latéraux, afin de vaincre plus aisément les difficultés du passage, et d'éviter autant que possible les tiraillemens et les déchiremens.

L'incision de la portion pelvienne de l'urèthre doit être pratiquée obliquement sur le côté, et il importe que l'opérateur maintienne son instrument de manière à ce que le tran-

---

aussi bien s'exécuter sans cette précaution, qui la rend, à la vérité, plus facile.

chant en soit tourné en dehors et vers l'angle de la fesse. En procédant de cette manière, l'on parvient plus aisément dans la vessie, et l'on évite non-seulement la section du rectum, mais encore celle de l'artère bulbeuse, du bulbe urèthral lui-même et des ligamens suspenseurs du pénis. Pour faire apprécier les avantages de cette méthode, il importe de rappeler la disposition des parties qui couvrent l'urèthre et forment quatre couches successives, la *peau*, la *tunique fibreuse*, le *muscle iskio-urèthral*, et la *tunique spongieuse*. Entre la couche fibreuse et le muscle on remarque aussi deux gros cordons fasciculaires, longitudinaux, qui suivent la direction de la ligne médiane ; ce sont les *ligamens suspenseurs du pénis*.

1°. La peau du périnée se distingue, tant par sa finesse que par ses productions pileuses, qui sont rares et très-courtes ; elle adhère à la tunique fibreuse par un tissu lamineux serré, et sa ligne médiane présente un raphé bien prononcé.

2°. La tunique fibreuse, fournie par l'enveloppe lamineuse, très-étendue, qui accompagne la peau des organes génitaux et concourt à former le corps du fourreau, constitue une couche blanche, mince et accolée au muscle iskio-urèthral par un tissu lamineux lâche, mais résistant. A sa surface externe, elle soutient une bandelette charnue, très-étroite, qui provient du sphincter de l'anus et descend jusqu'au bas de l'arcade iskiale.

3°. La couche musculeuse, ou le muscle iskio-urèthral, communément appelé l'accélérateur, est une longue bande penniforme, plus épaisse dans le milieu qu'à ses côtés, et qui se prolonge depuis l'anus jusqu'à la tête du pénis. L'extrémité supérieure de ce muscle offre deux branches d'origine, qui embrassent le sphincter de l'anus, couvrent les artères bulbeuses et s'attachent de chaque côté à la tubérosité de l'iskion. Parvenue vers les racines du pénis, la couche musculaire enveloppe l'urèthre, le maintient dans la scissure du corps du pénis et s'insère par ses côtés aux bords de cette même scissure.

Au-dessus des racines du pénis la portion périnéale de cette troisième couche présente à sa face interne une aponévrose mince, fortement implantée à son cordon médian, et qui se porte transversalement de chaque côté sur le bulbe urèthral, au-delà duquel ses fibres se continuent et se perdent insensiblement.

4°. La tunique spongieuse ou caverneuse, ayant la même direction et la même étendue que la couche musculeuse, forme la continuité du bulbe urèthral, qui est sa partie la plus grosse. Cette production bulbeuse, éminence molle, allongée, noirâtre et fixée sous l'anus, soutient à ses côtés les artères bulbeuses, qui pénètrent dans sa substance. Ces artères, branches assez considérables, et situées aux parties latérales et inférieures de l'anus, proviennent du fond du bassin, se dirigent obliquement de haut en bas et de dehors en dedans pour gagner le bulbe, aux parties latérales duquel elles rampent et descendent. Ces vaisseaux, dérobés par les branches du muscle iskio-urèthral, sont roulans et environnés jusqu'au bulbe urèthral par un tissu lamineux, lâche et abondant. Cette disposition démontre évidemment que, pour éviter, en pratiquant la lithotomie, la section de l'artère, il faut inciser ou de côté et en bas du vaisseau, ou bien dans le milieu et suivant la direction du plan médian ; mais ce dernier procédé entraîne des inconvéniens que nous indiquerons ci-après.

5°. Les ligamens suspenseurs du pénis suivent le cordon médian du muscle iskio-urèthral, auquel ils adhèrent, et avec lequel ils vont se perdre dans la tête du pénis (1).

D'après la description qui précède, il est certain que l'incision latérale et oblique doit être recommandée, comme étant la plus simple, la plus facile et la seule praticable sans danger. Si M. Ségala eût taillé de cette manière l'étalon *le Thébain*, il n'eut ni coupé l'artère bulbeuse, ni offensé les ligamens suspenseurs de la verge. Il importe de ne pas perdre de vue que l'incision, faite sur le plan médian du périnée, traverse les ligamens suspenseurs et le bulbe urèthral; que l'on respecte ces parties en opérant sur le côté ; que l'incision dans le milieu du périnée entraîne conséquemment une hémorrhagie ; qu'elle complique la lithotomie, et qu'elle peut être suivie d'accidens graves, tels que la lésion du rectum, la section de l'artère bulbeuse, etc.

---

(1) Pour de plus grands détails l'on peut consulter la description de ces ligamens, pag. 551, tom. II de la deuxième édition de l'*Anatomie des animaux domestiques*. Paris, 1820.

Le Manuel opératoire que l'on enseignait anciennement, était bien plus compliqué, et présentait certaines difficultés que l'on ne surmontait pas toujours sans accidens. Outre les trois instrumens nécessaires pour tailler, suivant le procédé que nous venons de faire connaître, il fallait encore deux cathéters et un lithotome caché. Le plus grand de ces cathéters, espèce de longue sonde cannelée, a été décrit par Fromage, et servait à dilater l'urèthre, dont il représentait la longueur et les contours. Le petit cathéter ayant la forme d'une croix, d'environ un pied de long, et portant sur l'une des faces de sa tige une lamelle en place de cannelure, servait de conducteur pour introduire dans la vessie le lithotome caché, qui était employé à faire l'incision du col de la poche urinaire.

L'animal étant abattu et bien fixé, l'on commençait par faire l'application du grand cathéter, manœuvre non seulement longue et difficile, mais souvent meurtrière. En contournant l'instrument pour lui faire franchir l'arcade iskiale, on meurtrissait plus ou moins le canal urinaire, parfois même on le déchirait et l'on faisait prendre de fausses routes à la sonde. Après avoir dilaté l'urèthre, comme il vient d'être dit, on pratiquait sur son contour une incision d'un pouce et demi à deux pouces, qui était dirigée suivant la cannelure du cathéter, que l'on retirait aussitôt après pour le remplacer par le petit cathéter. Celui-ci, poussé jusque dans la vessie, servait de conducteur pour y faire glisser le lithotome caché, dont la lame étant découverte opérait l'incision des parties, qui avait lieu en retirant l'instrument, et conséquemment de dedans en dehors.

Le premier, j'ai conseillé la suppression de ces trois instrumens et j'ai fait remplacer le grand cathéter par les injections d'eau tiède. Je fis connaître, dans le temps, l'avantage de ces injections à feu *Hénon*, professeur à l'École de Lyon. Cet habile opérateur approuva ce moyen, me promit d'en faire l'application, et m'assura qu'il avait lui-même renoncé à l'emploi de la grande sonde. Le petit cathéter est d'autant plus inutile, que lorsque la portion pelvienne de l'urèthre est incisée, l'on peut conduire avec les doigts les tenettes jusque dans la vessie; ce qui est très-sûr et très-expéditif. Il est inutile de retracer les avantages du bistouri droit sur le lithotome caché, pour inciser le col de la vessie et la portion pelvienne de l'urèthre; il suffit d'avoir manœuvré quelquefois sur l'animal vivant, pour savoir qu'il est bien plus facile d'agir avec le bistouri qu'avec le lithotome, qui ne peut être que difficilement borné et dirigé.

Vitet et *Lafosse* ont décrit, chacun à leur manière, l'opération que l'on est obligé d'exécuter pour l'extraction de la pierre développée dans la vessie. Le premier, qui a rapporté de l'homme au cheval tout ce qu'il a dit à ce sujet, indique trois procédés, le *bas appareil*, le *grand appareil* et *l'appareil latéral*, qu'il passe successivement en revue, et sur lesquels il prononce, non d'après sa propre expérience, mais bien d'après l'analogie et de simples présomptions, qu'il serait superflu de discuter.

Lafosse n'a exposé qu'un seul procédé pour

parvenir à extraire les calculs vésicaux, et la description qu'il en a donnée pèche non seulement par trop de précision, mais encore par plusieurs erreurs dangereuses, parce qu'elles sont d'un hippiatre habile, qu'elles se trouvent servilement transcrites dans différens ouvrages, et qu'on les voit même reproduites dans des livres imprimés de nos jours. « L'appareil né-
» cessaire étant disposé, est-il dit, au mot *Taille*
» du Dictionnaire d'Hippiatrique, on jette le
» cheval à terre et on le renverse sur le dos, en
» lui élevant le train de derrière; on le main-
» tient dans cette situation par deux billots
» taillés en forme de prisme, que l'on met de
» chaque côté des côtes; ensuite on assujétit
» les jambes de derrière avec des plate-longes
» que l'on approche vers la tête. Le cheval ainsi
» pris et écarté, l'opérateur, avec un bistouri
» ordinaire, fend, de la longueur d'un pouce
» et demi environ, le canal de l'urèthre longi-
» tudinalement, vers le bas de la symphyse des
» os pubis; puis il introduit un cathéter, ou
» sonde cannelée et courbée, pour pénétrer dans
» la vessie. L'opérateur prend ensuite un bis-
» touri tranchant des deux côtés, dans la forme
» d'un lithotome ordinaire, afin qu'il puisse
» glisser dans la sonde et inciser du même coup
» le col de la vessie, en évitant de toucher le
» rectum; la vessie étant ouverte, il quitte le
» bistouri et prend les tenettes, qui doivent être
» plates et presque tranchantes, afin de pouvoir
» les faire glisser sur le cathéter, à la faveur
» duquel elles entrent aisément, sans avoir
» besoin de conducteur; il charge la pierre et
» l'extrait sans peine. » Une connaissance, même

superficielle, de la disposition organique des parties, suffit pour faire juger combien est incomplet ce Manuel opératoire, d'après lequel la lithotomie semblerait devoir être d'une exécution aussi facile que peu dangereuse. L'opération consiste cependant à inciser un viscère important, situé à une certaine profondeur, et auquel on ne peut parvenir qu'en faisant une grande plaie, en passant à côté de plusieurs parties qu'il importe de respecter.

Dans quelques circonstances, la vessie se maintient dans une contraction permanente et augmente les difficultés de la taille. Elle peut aussi se trouver renversée dans l'abdomen et nécessiter une manœuvre particulière; parfois le calcul est enchatonné ou enfoncé entre deux plis, et se dérobe ainsi à la tenette.

L'histoire d'une opération aussi grave que la lithotomie exigeait d'autres développemens que ceux auxquels s'est borné Lafosse, et qui ne sont pas exempts de reproches. Nous ne conseillerons sûrement pas d'abattre le cheval pour exécuter l'opération, toujours plus facile lorsque l'animal est fixé debout. Le malade étant maintenu dans la position prescrite par Lafosse, le vétérinaire se trouvera gêné pour faire l'incision de la portion pelvienne de l'urèthre et du col de la vessie; il éprouvera aussi plus de difficulté à manœuvrer dans le rectum, pour ramener la pierre en arrière et pour la maintenir proche du col de la vessie. La première incision indiquée par l'auteur doit avoir lieu, non au niveau des os pubis, mais bien au niveau de l'extrémité postérieure de la symphyse des iskions. Nou ne voyons pas l'avantage du bistouri à double tranchant, dont on doit se servir pour inciser l'urèthre et le col de la vessie. Nous dirons aussi que des tenettes plates et presque tranchantes ne nous paraissent pas très-convenables pour saisir indistinctement tous les calculs, dont quelques-uns sont ronds, petits et lisses.

L'auteur ajoute que l'opération doit être faite promptement, afin que l'on puisse saisir et retirer la pierre pendant qu'il reste encore une certaine quantité d'urine dans la vessie. Nous ferons remarquer que le temps de changer d'instrument, d'introduire les tenettes et de charger la pierre, que l'on ne rencontre pas toujours de prime-abord, et que l'on est souvent obligé de saisir à plusieurs reprises, est plus que suffisant à l'évacuation complète de la liqueur, que les contractions violentes et réitérées du viscère expulsent le plus souvent avec violence.

Dans le cas de petites pierres ou graviers, Lafosse conseille une curette en forme de cuiller pour en faire l'extraction ; on doit ensuite injecter de l'eau de graine de lin légère, afin de débarrasser complètement la vessie. Il affirme que l'on peut aisément casser les calculs trop gros, parce qu'ils sont ordinairement mous et friables. Cette dernière assertion prouve que l'auteur n'avait vu et examiné que très-peu de pierres vésicales, dont plusieurs ne sont certainement pas de nature à être brisées par des tenettes.

Les concrétions qui se forment dans la vessie du cheval et autres monodactyles, contiennent bien les mêmes principes constitutifs ; mais elles diffèrent entre elles sous plusieurs rapports. Extraites du corps de l'animal, elles conservent assez longtemps une odeur urineuse, qui se dissipe peu à peu par la dessiccation et se reproduit par la chaleur à feu nu ; mais elles donnent toujours un goût désagréable et analogue à celui de l'urine de l'individu auquel elles ont appartenu. Tantôt elles se présentent à l'état mou, sous forme de magma terreux. de pâte ductile, et semblent n'être qu'un dépôt sédimenteux. Nous avons eu occasion de rencontrer ces sortes de concrétions dans quatre chevaux et un âne, et nous avons constamment remarqué que cet amas sédimenteux offre une certaine consistance dans son centre, tandis qu'il est plus mou et comme liquéfié à sa circonférence. Exposée à l'air, cette matière calculeuse se dessèche, se consolide; mais elle ne forme toujours qu'un corps extrêmement friable, qui s'écrase et se réduit très-facilement en poussière.

Le plus ordinairement, les concrétions vésicales constituent des pétrifications plus ou moins compactes, murales, tubéreuses, ou chagrinées, de forme et de grosseur variées, qui n'ont ni la même couleur, ni la même consistance, ni la même structure intérieure. Elles peuvent aussi être libres dans la vessie, ou bien être fixées à ses parois et se trouver enchatonnées. Elles affectent généralement une teinte jaunâtre, tirant plus ou moins sur le blanc; quelques-unes deviennent ternes par l'effet du sang épanché dans la poche urinaire. Il en est d'ovoïdes; d'autres sont allongées et amincies par un seul bout ou par les deux extrémités; quelques autres sont sphéroïdes. Certains calculs vésicaux sont moins compactes dans le centre que vers la circonférence; quelques-uns, mais c'est le plus petit nombre, ont un noyau central formé d'une matière étrangère et autre que celle du calcul. Parfois la matière constituante se trouve confusément assemblée et entassée sans ordre; d'autres fois, elle offre des couches concentriques plus ou moins serrées, et d'autant moins nombreuses qu'elles sont plus épaisses. Dans quelques calculs ces couches sont très-prononcées vers la circonférence et presque imperceptibles dans le centre.

Les unes et les autres de ces concrétions vésicales peuvent être rangées en quatre espèces ou variétés, dont la première comprendra ces magma terreux qui ressemblent à une pâte molle, toujours plus consistante dans le centre. A la deuxième variété, nous rapporterons les calculs jaunâtres ou blanchâtres, à surface raboteuse, grenue, ou simplement chagrinée, et dont l'intérieur n'offre, comme on en peut juger par la fig. 2, Pl. Ire, qu'un assemblage informe d'une matière saline, plus ou moins cohérente. C'est dans cette variété que se rencontrent les concrétions friables qui peuvent, comme l'a dit Lafosse, être cassées avec les tenettes dont on se sert pour la lithotomie. Quelques-uns de ces calculs (Pl. II, fig. 1 et 2) présentent des aréoles intérieures, et ne sont pas également durs partout.

Dans la troisième espèce nous placerons les calculs formés de couches concentriques, mais dépourvus de noyau central. Ces calculs (Pl. III fig. 1 et 2) sont communément grisâtres, chagrinés, et plus durs que les précédens. Dans quelques-uns, la matière saline est peu compacte dans le centre et très-dure en dehors.

Les calculs à noyau formeront la quatrième espèce : les uns, composés de couches concentriques, ont une surface murale et une dureté approchant de celle du silex (Pl. IV, fig. 1 et 2); d'autres, moins compactes, offrent quelques granulations extérieures et diverses aréoles intérieures (Pl. III, fig. 3 et 4).

Les corps étrangers dont nous nous occupons, sont bien moins composés que ceux de même genre qui se forment chez l'homme : c'est ce qu'ont démontré MM. Fourcroy et Vauquelin dans leur belle Dissertation sur les calculs vésicaux de l'homme et des animaux. Ces savans chimistes ont fait connaître que les calculs de la vessie du cheval sont composés de carbonate de chaux, et dissolubles avec effervescence dans les acides les plus faibles ; tandis que ceux de l'homme fournissent une multitude de principes diversement combinés et plus ou moins nombreux (1).

Dans l'hiver de 1805, la vessie d'un cheval sacrifié pour les travaux anatomiques me fournit un calcul qui fut examiné et analysé par M. Thénard. Les résultats obtenus et consignés dans le compte rendu des travaux scientifiques de l'école d'Alfort pour 1806, ne diffèrent en rien de ceux énoncés par MM. Fourcroy et Vauquelin. En 1807, M. Thénard renouvela ses

(1) *Système des Connaissances chimiques*, par A.-F. FOURCROY. Paris, brumaire, an onze, tom. X, pag. 234 et suivantes.

essais sur un autre calcul, qui, bien que différent par sa couleur et sa consistance, donna absolument les mêmes produits que le premier.

Des recherches de même genre ont été faites dernièrement à l'École d'Alfort, par M. Lassaigne, préparateur de chimie, qui a varié ses expériences, les a étendues sur toutes les espèces connues de concrétions vésicales, et n'a constamment trouvé qu'un carbonate de chaux associé, mélangé avec un mucus animal plus ou moins abondant (1).

En général, les calculs urinaires peuvent exister longtemps et acquérir un grand développement, avant de déterminer des dérangemens assez sensibles pour exciter une attention particulière de la part des personnes qui soignent les animaux, et faire reconnaître d'une manière sûre leur existence. Les dépôts sédimenteux que nous avons placés dans la première variété des concrétions vésicales, s'annoncent constamment par l'état de l'urine, qui devient graduellement plus épaisse et plus blanche ; par les besoins fréquens d'uriner ; par la difficulté et les douleurs à satisfaire ces besoins. Quelquefois la marche est lente et pénible, les reins sont voûtés et plus ou moins roides. Dans quelques circonstances l'urine est âcre, irritante, et il y a engorgement des parties circonvoisines. Un cheval noir, de trait, mis en traitement à l'École d'Alfort, nous a donné lieu de remarquer que, dans cette sorte

(1) Cette composition chimique des calculs vésicaux se trouve indiquée dans l'*Anatomie des animaux domestiques*, publiée en 1807, tom. II, page 472. Nous avons négligé le carbonate de magnésie, qui n'entre que pour environ un centième dans les calculs.

d'affections, le pénis peut tomber en paralysie et rester pendant hors du fourreau.

Les calculs peuvent obstruer le col de la vessie, déterminer une difficulté plus ou moins grande d'expulser l'urine, ou bien d'en produire une rétention complète. En général, l'irritation occasionée par la présence du corps étranger excite de fréquens besoins d'uriner, que l'animal cherche à satisfaire, et pour lesquels il fait des efforts d'autant plus grands que les besoins sont devenus plus pressans. L'urine est quelquefois sanguinolente et rendue avec des douleurs extrêmes. L'irritation, portée à un certain degré, se propage ordinairement, et donne lieu à des coliques qui peuvent être intermittentes ou continues, suivant que la cause principale exerce une action moins spéciale, ou se trouve détruite d'une manière quelconque.

Il n'est pas toujours facile de distinguer ces sortes de coliques calculeuses d'avec les tranchées, dont la cause première existe dans le canal intestinal. Tant que les douleurs ne sont pas excessives, le cheval atteint de coliques cystiques trépigne, cherche à se frapper le fourreau avec l'un des pieds postérieurs; il regarde ses flancs, y porte même la dent, et secoue parfois la tête. Si, au lieu de se calmer, les douleurs prennent plus d'intensité, le malade se couche, se roule, se relève fréquemment, se tourmente toujours de plus en plus, et se livre aux mêmes mouvemens que dans le cas de coliques inflammatoires sur-aiguës. Les sueurs qui se manifestent assez ordinairement pendant cette scène de désordres, répandent une odeur forte et urineuse. On a vu des jumens expulser, dans l'excès des douleurs, le calcul qui les tourmentait, se trouver par là subitement soulagées, et recouvrer presque immédiatement la santé. (1)

Dans une lettre adressée à Voltaire, en 1771, l'illustre fondateur des écoles a exposé les principaux signes qui annoncent l'existence d'un calcul vésical. Les symptômes décrits avaient été observés sur un cheval, dans la vessie duquel Bourgelat avait introduit une pierre ovoïde, plate, et qui existe toujours dans le cabinet de l'école d'Alfort.

Ainsi que nous l'avons précédemment indiqué, l'on peut recourir à deux moyens pour débarrasser le cheval et autres monodactyles de la présence des concrétions vésicales. Dès l'année 1798, Fourcroy avait annoncé que l'eau vinaigrée pouvait être considérée comme le véritable lithontriptique pour dissoudre les calculs vésicaux de ces animaux. En publiant, deux ans après, son système des connaissances chimiques, il a rappelé cette propriété remarquable de l'eau tiède légèrement vinaigrée, et ce lithontriptique se trouve indiqué dans les ouvrages postérieurs qui traitent de la chimie animale. Malheureusement les résultats obtenus dans les laboratoires de chimie n'ont pas encore été complètement constatés dans l'animal vivant, et j'ai quelques raisons de douter qu'ils puissent être avantageux dans toutes les circonstances. Nous ne connaissons jusqu'à présent qu'un seul fait qui prouve l'efficacité

(1) M. Rigot, Vétérinaire établi à Château-Gonthier, a recueilli, en 1822, un fait de cette nature, dont il nous a donné communication, en nous envoyant en même temps le calcul rendu par la jument, auprès de laquelle il avait été appelé pour lui prodiguer des secours.

de l'eau vinaigrée pour dissoudre les concrétions molles et pulvérulentes. Cet essai eut lieu en 1806, sur le cheval noir dont il a déjà été parlé, et qui avait la verge paralysée. L'animal appartenant à M. Legras, alors cultivateur au Cheney, près Chelles-sur-Marne, fut mis en traitement aux hôpitaux d'Alfort, le 12 décembre 1806, et fut sacrifié dans le mois de janvier suivant. Ce cheval avait le pénis extrêmement pendant et rendait avec peine une urine blanche, très-épaisse, qui fournissait un dépôt considérable. La cause de la maladie étant bien reconnue, on eut recours aux injections d'eau tiède, dans laquelle on ne mit d'abord qu'une petite quantité de vinaigre, dont la proportion fut progressivement augmentée. Pendant les premiers jours de ce traitement, l'urine expulsée de la vessie entraînait avec elle une quantité considérable de la matière calculeuse, et ressemblait à de la boue blanche et très-liquide. Les injections acidulées furent continuées et même renouvelées à plusieurs fois par jour; on donna intérieurement les diurétiques avec quelques lavemens émolliens. L'urine perdit peu-à-peu sa couleur blanchâtre, devint moins trouble et reprit successivement son état naturel. La main introduite dans le rectum ayant mis hors de doute que la vessie était complètement débarrassée, l'on ne s'occupa plus qu'à combattre l'état atonique des parties. Les injections fortifiantes furent substituées à celles d'eau vinaigrée. On prodigua les fomentations aromatiques sur les rèins, sur le pénis et au pourtour des organes génitaux : on administra quelques breuvages dans lesquels entrait une dissolution de cantharides. Ces divers moyens, variés et continués pendant un certain temps, ne produisirent aucuns changemens dans l'état du pénis, qui resta toujours paralysé et pendant ; ce qui détermina le propriétaire à faire l'abandon de son animal. Je n'entrerai pas dans d'autres détails sur ce fait intéressant, relaté dans le rapport imprimé des travaux scientifiques de l'école d'Alfort, pour l'année 1807.

J. B. *Gohier*, professeur à l'école royale vétérinaire de Lyon, a donné l'histoire de trois observations semblables (1), dont la première est relative à un cheval employé au hallage. « Lorsque l'animal marchait ou qu'il travaillait, il s'écoulait, tous les quarts d'heure environ, quelques gouttes ou quelques filets d'urine épaisse, dont l'odeur était irritante. Les reins étaient voûtés, les testicules et les extrémités postérieures engorgées, et le pouls faible. » L'animal étant mort après un traitement long et varié, l'on trouva dans la vessie une boule de matière jaunâtre, ressemblant à de la terre glaise pétrie, et pesant sept livres et demie.

« Le second cheval montra, presque tout-à-coup, en juin 1816, de la faiblesse dans la marche, avec bercement de la croupe et une assez grande difficulté d'uriner. Bientôt les parties postérieures du corps se trouvèrent paralysées, et l'animal, une fois couché, était dans l'impossibilité de se relever ; les urines coulèrent encore plus difficilement et il mourut. » La vessie renfermait avec beaucoup d'urine une sorte de matière argileuse, mi-solide et du poids de cinq livres et demie.

Le troisième cheval, qui depuis quelques

(1) *Mémoires et Observations sur la Chirurgie et la Médecine vétérinaire*. Lyon, 1816, in-8°, tom. II, pag. 328.

mois présentait à-peu-près les mêmes symptômes que celui qui fait le sujet de la première observation, subit l'opération de la taille, et fut guéri par des injections d'eau tiède émollientes.

N'ayant eu aucune occasion de pouvoir constater sur l'animal vivant les injections d'eau vinaigrée, pour opérer la dissolution des différens calculs, nous nous bornerons à rapporter les principaux résultats de quelques expériences faites sur les concrétions retirées du corps du cheval. Nous ferons d'abord remarquer que l'eau acidulée n'exerce une action spéciale sur les calculs durs, qu'autant qu'elle contient partie égale de bon vinaigre d'Orléans et que la température de ce mélange s'élève au moins à 40°.

La pareille liqueur, portée à la température ordinaire de 15 à 20°, dissout parfaitement les concrétions pulvérulentes, qui ont l'aspect d'un magma jaunâtre.

Des expériences comparatives, faites dans les mêmes conditions, et toutes les circonstances étant égales d'ailleurs, prouvent 1°. que le mélange d'eau de rivière et de vinaigre, élevé à la température de 40°, agit d'autant plus difficilement sur les différentes concrétions vésicales, que celles-ci offrent plus de dureté; 2° que la dissolution des calculs compactes attaqués par la même liqueur exige de six à huit fois plus de temps que celles des concrétions molles.

On peut donc inférer de ces résultats, que l'eau vinaigrée n'est pas, comme l'ont assuré quelques chimistes, un lithontriptique spécifique que l'on peut utilement employer dans tous les cas. Les injections qui semblent convenir pour certains calculs, ne pourraient être faites sans les plus graves inconvéniens. Par son acidité et sa chaleur, la liqueur irriterait trop vivement les parties, et le remède deviendrait peut-être pire que le mal. Si l'on considère ensuite qu'en se mêlant avec l'urine déposée dans la vessie, la liqueur perdrait l'activité nécessaire pour la dissolution de certains calculs; que les injections doivent, pour devenir efficaces, être continuées pendant longtemps; qu'elles peuvent entraîner l'embarras de fixer l'animal, peut-être même de l'abattre à chaque fois, on sentira qu'il ne serait pas toujours convenable, ni même possible, de recourir aux injections d'eau vinaigrée.

Toutes les fois que la dissolution du corps étranger présente trop de difficultés, ou que les injections continuées pendant quelque temps n'en diminuent pas sensiblement le volume, il faut tenter l'extraction du calcul et pratiquer à cet effet l'opération de la taille, suivant le procédé que nous avons fait connaître. Le cheval ne demande, avant et après l'opération, que des précautions et des soins ordinaires, qu'il serait superflu de détailler ici; nous dirons seulement que la plaie n'exige aucuns points de suture, et que le plus grand obstacle à sa cicatrisation est le passage de l'urine, qui n'entretient que trop souvent une ouverture fistuleuse, difficile à guérir.

Dans la jument et autres femelles monodactyles, l'extraction de la pierre peut s'effectuer, en dilatant l'urèthre par des moyens mécaniques et avec le secours des injections et fomentations relâchantes; l'on ne doit recourir à la lithotomie que lorsque l'urèthre ne se prête pas assez pour laisser passer le calcul. Cette opération, qu'il serait fastidieux de décrire en détail, consiste dans une simple incision de l'urèthre, faite selon la direction du plan médian et d'arrière en avant; elle s'exécute avec un bistouri droit que l'on dirige avec un doigt de la main gauche. Par ce procédé, aussi simple que facile à exécuter, M. Dufils, vétérinaire à Bordeaux, parvint, en 1821, à extraire un calcul engagé dans le méat urinaire d'une jument qui était sujette à des accès fréquens de coliques et éprouvait depuis quelque temps des douleurs éminemment aigües. Après l'opération, la bête se sentit tout-à-coup soulagée et ne tarda pas à se rétablir complètement. Le corps étranger dont il s'agit, et que M. Dufils a bien voulu nous envoyer, ressemble à un gros mamelon tubéreux, laisse voir intérieurement diverses aréoles ou cavités irrégulières, et porte, pour noyau central, une amande dont l'enveloppe est peu altérée, tandis que la substance charnue s'est crystallisée. D'après le rapport de M. Dufils, ce calcul (Pl. III, fig. 3 et 4) aurait perdu beaucoup du volume qu'il avait lorsqu'il fut retiré de la vessie. Cette remarque prouve que le corps étranger contenait intérieurement une grande quantité de fluides dont l'évaporation a d'autant diminué sa pesanteur spécifique, qui n'est plus actuellement que de six décagrammes (deux onces sept gros).

Nous ne terminerons pas notre travail sans faire mention de deux moyens ingénieux proposés récemment pour détruire les calculs vésicaux de l'homme. Le premier de ces moyens, indiqué par M. *J. Cloquet*, consiste à faire passer un courant d'eau dans la vessie, au moyen d'une algalie d'argent à double canal (l'un des canaux sert à la colonne afférente, et l'autre donne passage au liquide expulsé). Ce procédé a été employé sur l'homme sans danger. Nous nous proposons d'en faire l'essai sur les grands animaux domestiques.

Le second moyen de MM. Dumas et Prévost, de Genève, a dernièrement fixé l'attention de l'Académie royale des Sciences, et consiste à produire la dissolution des calculs par un courant galvanique. Les auteurs ont annoncé être parvenus à fondre ainsi des calculs formés de phosphate ammoniaco-magnésien ; nous avons l'intention de répéter leurs expériences, et nous ferons connaître nos résultats particuliers.

RÉSUMÉ.

Les considérations développées dans ce mémoire contribueront, comme nous l'avons déjà dit, à compléter le travail de même genre que l'on trouve dans la correspondance de Fromage-de-Feugré ; elles ajouteront d'autant à l'histoire d'une affection rare dans le cheval, mais fréquente dans le chien et même dans le bœuf; elles auront, nous osons l'espérer, l'avantage de fixer les idées des vétérinaires et de leur prescrire la conduite qu'ils doivent tenir dans ces sortes de maladies délicates et extraordinaires. De ces diverses considérations, que nous avons présentées avec autant de précision qu'il nous a été possible, il résulte :

1°. Que les calculs vésicaux ne se font remarquer que très-rarement dans l'espèce monodactyle ;

2°. Que ces concrétions, si différentes entre elles par leur état, leur consistance et leur structure intérieure, présentent, de même que l'urine des animaux, une composition très-simple et sont toutes formées d'un carbonate de chaux, associé et combiné avec du mucus animal ;

3°. Que l'eau vinaigrée peut bien produire la dissolution de ces corps étrangers ; mais qu'elle doit avoir d'autant plus d'acidité, que le calcul offre plus de dureté ;

4°. Que la dissolution des calculs les plus durs exige un mélange composé de partie égale d'eau et de bon vinaigre, et élevé à la température de 40° au moins ;

5°. Que l'eau vinaigrée, portée à ces degrés d'acidité et de chaleur, ne pourrait pas être employée sans danger ;

6°. Que les inconvéniens de ce mélange irritant, joints aux difficultés que l'on rencontre quelquefois à faire les injections, prouvent que l'eau vinaigrée, indiquée par les chimistes comme un lithontriptique spécifique, ne peut être ni convenable, ni applicable dans tous les cas ;

7°. Que l'on doit recourir à la lithotomie, dès que l'on ne peut pas espérer la dissolution du corps étranger ;

8°. Que la cystotomie ne doit être pratiquée, chez les femelles monodactyles, que lorsque l'on ne peut pas parvenir à dilater autrement le méat urinaire.

EXPLICATION

DES PLANCHES.

PLANCHE PREMIÈRE.

Les deux figures de cette planche représentent un calcul vésical, qui a été scié, suivant sa longueur, en deux parties à peu près égales.

Ce calcul, très-dur et placé dans la deuxième variété ou espèce, fut extrait, en 1809, de la vessie d'un cheval qui subit à l'école d'Alfort l'opération dont il a été rendu compte à la page 7.

Fig. 1re.

Le calcul vu extérieurement et représenté d'après nature. Le prolongement compris entre **A** et **B** se trouvait engagé dans le col de la vessie et se prolongeait dans l'urèthre. Le point **B** indique une dépression circulaire, causée par la contraction du col de la poche.

Fig. 2.

Coupe représentant la structure intérieure du calcul. La matière saline laisse des interstices ou aréoles, et présente une surface **A** alongée, plus compacte, plus serrée, et dans laquelle l'on distingue des traces de couches.

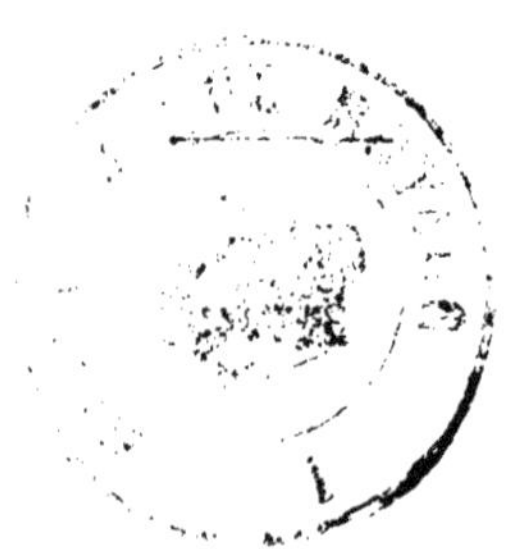

Pl. I.

fig. 2

1

A.

B.

fig. 1.

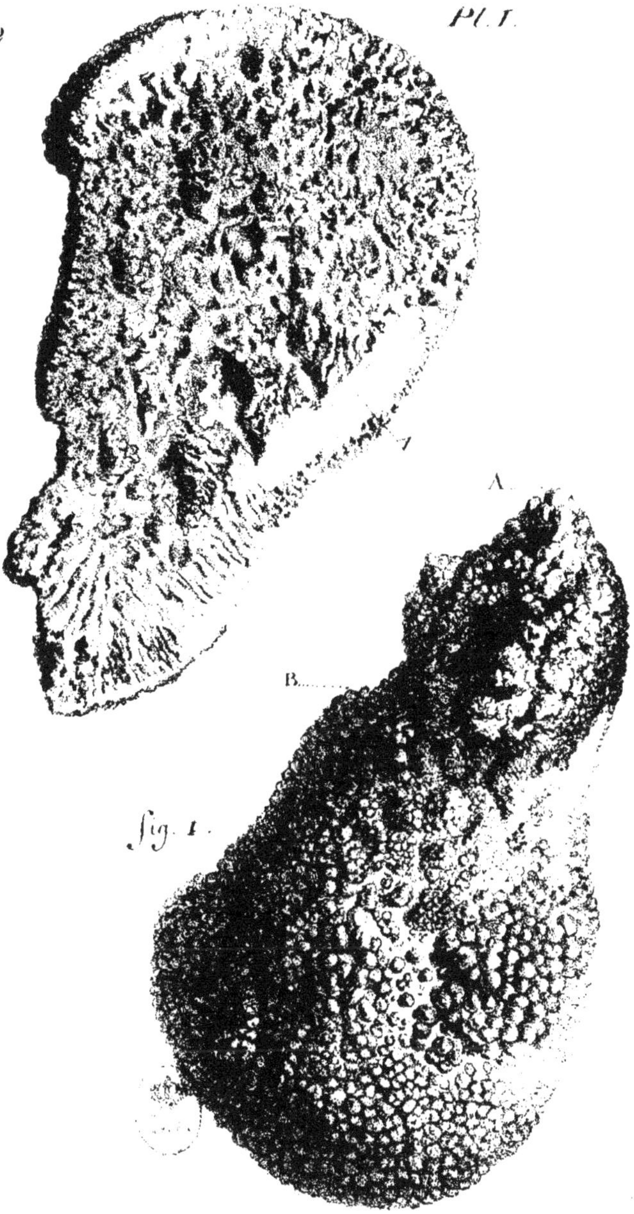

del. P. Nuitz, Répétiteur du Cours de Dessin
à l'École vétérinaire d'Alfort (en 1822)

PLANCHE II.

Autre calcul de la même variété que celui de la planche première, et qui fut extrait avec succès, en 1808, par *M. Boulcy aîné*, Vétérinaire à Paris, de la vessie d'un cheval russe. Ce corps est remarquable par sa grosseur et par sa forme allongée, arrondie à ses extrémités et déprimée sur deux faces opposées.

Fig. 1re.

Calcul dessiné d'après nature et vu sur l'une de ses faces.

A. Dépression accidentelle produite par l'une des spatules qui furent employées en place de tenettes, comme nous l'avons dit à la page 7.

Fig. 2.

Coupe verticale qui montre la structure intérieure de la concrétion.

AA. Auréole formée d'une matière moins dure que celle de la circonférence.

B. Matière friable et jaunâtre formant une espèce de noyau.

Pl. II

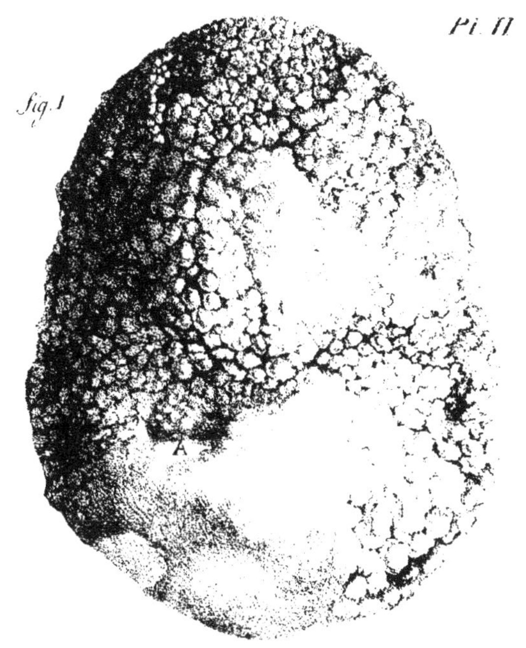

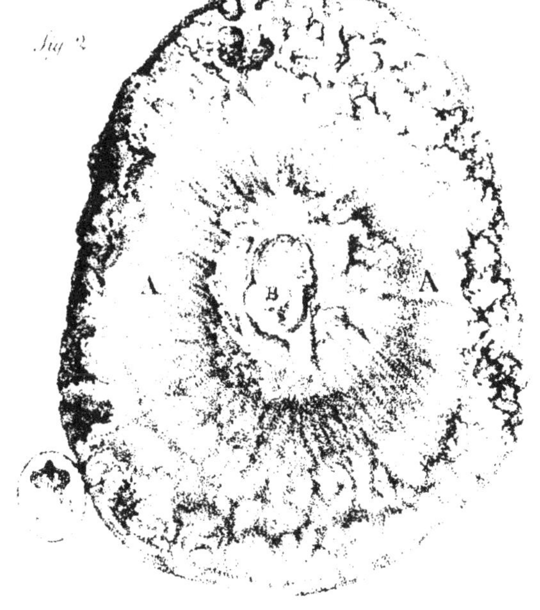

del. F. Rigot, Répétiteur d'anatomie
à l'École vétérinaire d'Alfort

PLANCHE III.

Les figures 1 et 2 représentent les surfaces extérieure et intérieure d'un calcul, pourvu de couches concentriques et placé dans la troisième variété.

Ce calcul nous a été donné, en 1818, par M. Rousseau, Vétérinaire à Lagny, qui nous a assuré l'avoir retiré de la vessie d'une jument morte des suites de coliques cystiques, et dont la vessie renfermait deux autres calculs de la forme et de la grandeur d'un gros pois. Cette jument éprouvait depuis trois ans des accès de douleurs colicatives, qui devenaient toujours plus rapprochés et plus intenses, et se terminèrent enfin par la mort.

Fig. 1re.

Grandeur naturelle du calcul, dont la surface arrondie est simplement chagrinée.

Fig. 2.

Structure intérieure du même corps étranger. La matière constituante affecte deux états bien distincts. Vers la circonférence A elle est disposée par couches concentriques, très-serrées et très-dures; tandis que le centre B offre un amas confusément assemblé, peu consistant, et dans lequel on distingue quelques traces de couches.

Les figures 3 et 4 représentent un calcul à noyau, de la quatrième variété, et que *M. Dufils*, Vétérinaire à Bordeaux, a extrait, en 1821, de la jument dont il question page 28.

Fig. 3.

Forme extérieure du calcul garni de granulations dans plusieurs endroits. A B. Prolongement engagé dans le méat urinaire. B. Dépression du col produit par le sphincter de la vessie.

Fig. 4.

Elle montre la disposition intérieure et fait voir les aréoles nombreuses. A. Noyau central formé par une amande dont l'enveloppe est peu altérée.

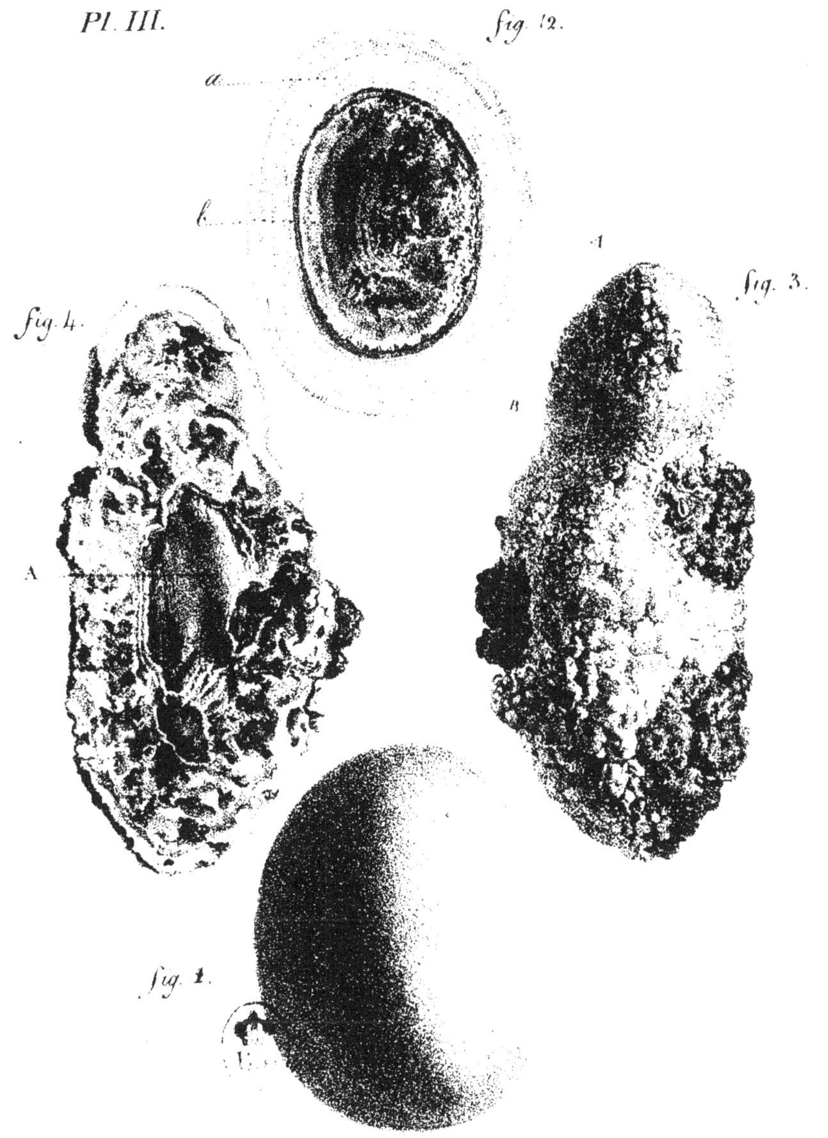

del. St. Hurtz Répétiteur du Cours de Dessin
à l'École vétérinaire d'Alfort (an 1822)

PLANCHE IV.

Les figures 1 et 2 de cette planche appartiennent à un calcul, pourvu d'un noyau central, et compris dans la quatrième variété.

Ce calcul, envoyé par *M. Rigot aîné*, Vétérinaire à Château-Gonthier, est celui dont il est question dans la note de la page 23.

Fig. 1re.

Forme naturelle du calcul, ovoïde et murale dans toute sa périphérie, mais remarquable par son noyau central et par sa dureté approchant de celle du silex.

Fig. 2.

Elle fait voir la structure intérieure du calcul, ses trois couches concentriques et son noyau central A, formé par un caillot de sang.

Fig. 3.

Cette figure, que l'on trouve dans l'*Histoire de la Société royale de Médecine pour l'année* 1779, pag. 234, pl. II, fig. 6, a été reportée ici pour rectifier une erreur dans laquelle est tombé *Vicq-d'Azyr*, en considérant ce corps comme étant un calcul vésical. Cette concrétion, qui existe toujours dans le cabinet de l'École d'Alfort, présente toutes les propriétés des calculs salivaires. Comme ces derniers, elle porte un noyau central provenant d'un brin de fourrage, elle a une surface lisse, elle offre une matière homogène, très-dure, blanche et disposée par couches serrées. Enfin, ce calcul se trouve, de même que ceux qui se forment dans les conduits excréteurs des glandes salivaires, être composé de carbonate de chaux associé à un peu de phosphate calcaire.

FIN.

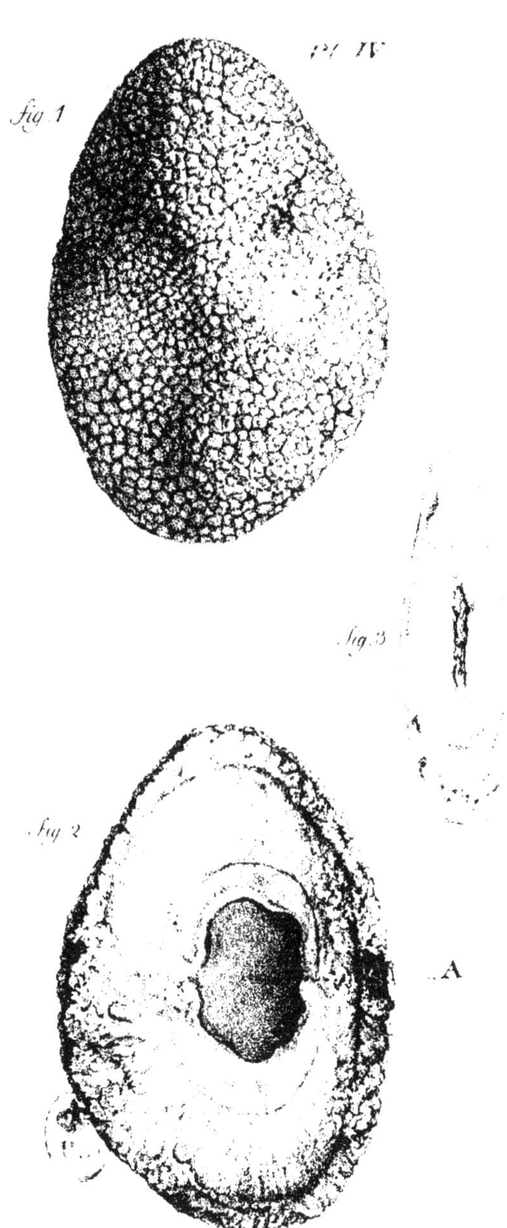

del.t F. Rigot, Répétiteur d'anatomie
à l'École vétérinaire d'Alfort

www.ingramcontent.com/pod-product-compliance
Ingram Content Group UK Ltd.
Pitfield, Milton Keynes, MK11 3LW, UK
UKHW020409190726
13838UKWH00006B/1822